DENTITION PERMANENTE

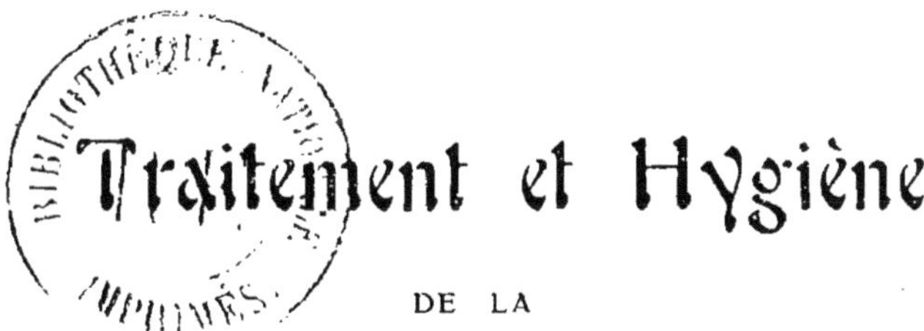

Traitement et Hygiène

DE LA

BOUCHE ET DES DENTS

Par ARMAND BLUM

Chirurgien Dentiste de la Faculté de Médecine, Diplômé de l'Ecole Dentaire de Paris

Dentiste Inspecteur des Ecoles Municipales

BESANÇON
Imprimerie et Lithographie DODIVERS

1912

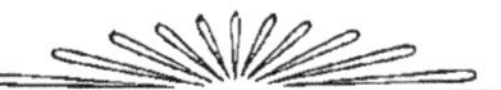

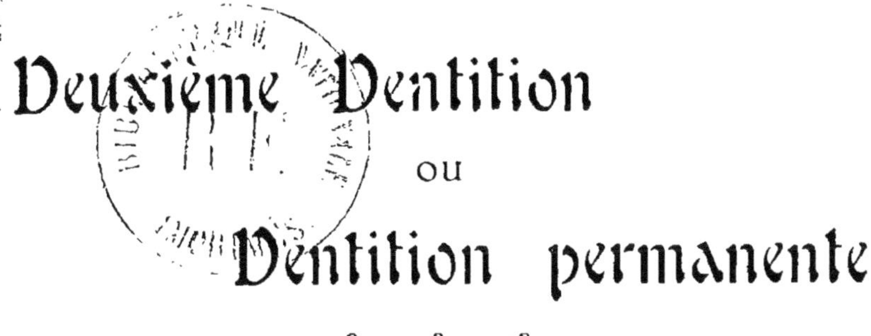

Deuxième Dentition ou Dentition permanente

Mon but dans cet exposé sur la dentition est d'éclairer le plus brièvement possible les lecteurs, sur les fonctions naturelles des dents, leur utilité, leurs maladies et leur traitement. Beaucoup de personnes qui parcourront cet opuscule sont déjà au courant des indications qui s'y trouvent, mais je crois néanmoins utile de donner à d'autres lecteurs moins bien renseignés quelques conseils que je m'efforcerai de rendre le plus concis possible.

Personne ne peut plus nier l'existence de vrais dentistes, mais malheureusement, maintenant encore, ils ne sont souvent consultés qu'à la dernière extremité, au moment où le patient ne peut plus supporter la douleur Il est alors trop tard, surtout pour les personnes ne disposant pas des loisirs suffisants qu'exigerait le traitement d'une dent très atteinte. C'est dans ce cas l'inévitable extraction de la dent qui, depuis de longs jours, de longues nuits faisait souffrir atrocement, empêchait de manger et de dormir. L'extraction faite, le patient est soulagé. Mais c'est une erreur profonde que de croire à la nécessité d'employer ce procédé. On sera obligé d'y recourir plusieurs fois et il deviendra tout à fait nuisible à l'esthétique du visage et à la santé de l'individu. Ce petit recueil contiendra les principaux renseignements concernant la constitution de la dent, la carie dentaire, son traitement et l'hygiène de la bouche.

Les Dents

Les dents sont des corps durs et calcaires occupant la cavité buccale; elles divisent les aliments et en facilitent ainsi la digestion par la préhension et la mastication. En outre, elles contribuent à l'émission des sons et à l'esthétique du visage.

Elles se composent de quatre tissus :

L'*émail* recouvre la dent ou couronne et épouse sa forme, son rôle est de protéger la dent contre l'usure.

L'*ivoire* ou dentine est le tissu qui forme le corps de la dent.

Le *cément* prend naissance à la partie où s'arrête l'émail, c'est-à-dire au collet; son rôle est d'unir la dent à l'os maxillaire.

La *pulpe* est un organe mou, qui se trouve au centre de la dent et en assure la vie. Lorsqu'elle est irritée par différents agents tels que le froid et le chaud, la carie, elle produit le mal de dents. La cavité où elle siège occupe le centre de l'ivoire, elle se prolonge par des filets radicellaires qui sont les nerfs dentaires qui sillonnent longitudinalement les racines et vont se ramifier avec les nerfs de la face (nerf maxillaire supérieur, nerf maxillaire inférieur), ce qui explique les douleurs irradiées vers les yeux, le nez ou les oreilles. La pulpe dentaire est en même temps sillonnée par des veines et des artères. Lorsqu'elle meurt la dent perd sa sensibilité et sa teinte.

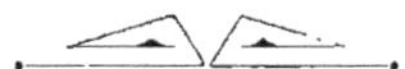

Carie dentaire

La carie dentaire est une altération des tissus durs de la dent, altération de nature microbienne et qui envahit la dent jusqu'à sa complète destruction. Elle se montre à tous les âges, depuis la deuxième ou la troisième année, durant toute la vie, mais plus fréquemment de 12 à 30 ans, plus souvent chez la femme que chez l'homme. Aujourd'hui elle existe pour ainsi dire dans toutes les bouches elle est due à des causes très difficiles à supprimer et sur lesquelles je ne puis m'étendre. Cela nécessiterait un chapitre spécial détaillé et comprenant l'exposé de différentes théories émises sur la carie dentaire et ses causes. Or ces théories varient avec les individus qui les émettent et aussi avec le pays où elles sont soutenues. Je citerai seulement les causes principales qui favorisent aux microbes la formation de la carie.

La carie atteint plus fréquemment les personnes débiles que les personnes robustes. Elle se produit souvent au moment de la croissance, dans les organismes qui présentent des tares rachitiques ou qui ont été atteints par des maladies aiguës susceptibles d'affaiblir les éléments minéraux des dents.

L'hérédité est également une cause prédisposante. Dans certains pays, les eaux suffisent à en déterminer l'éclosion. En outre les sillons, les rainures, l'absence d'émail sur les dents favorisent l'évolution de la carie.

La salive elle-même peut occasionner ou précipiter sa formation selon sa composition, en présence de certains aliments comme les sucres, et des agents chimiques tels que les acides lactique, citrique et tartrique.

La carie dentaire peut surgir en tout point de la dent et sur n'importe quelle dent. Néanmoins, dans le jeune âge, son siège de prédilection est généralement sur les molaires, plus rarement sur les dents antérieures, moins fréquemment sur les molaires du haut que sur celles du bas, mais inversement quand il s'agit des dents antérieures, on observe moins souvent la carie des incisives du bas.

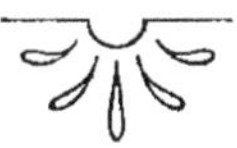

La Carie — Son aspect

La carie, à sa formation, peut passer presque inaperçue ; elle se manifeste le plus souvent par un petit point noirâtre ou brunâtre enfoui dans le sillon des cuspides d'une molaire ou entre les deux faces distales ou approximales des dents. Les personnes qui observent leur dentition peuvent s'apercevoir elles-mêmes des débuts de ces caries. Elles échappent complètement à la vue des gens trop portés à se tranquilliser sur la santé des dents qui ne les font pas souffrir.

Quand la carie se forme dans le sillon des molaires elle y produit quelquefois une longue trainée noirâtre. Ces taches qui n'ont attaqué que l'émail en un point quelconque constituent une classe appelée en termes techniques : carie du **premier degré.**

Peu à peu ces taches s'agrandissent, s'approfondissent, elles attaquent la couche située directement au-dessous de l'émail, l'ivoire, et constituent alors la carie du **2e degré** qui se manifeste de la façon suivante : au début, elle différe peu par l'aspect de celle du 1er degré. Il se produit un ramollissement plus ou moins rapide de la couche d'ivoire; mais au bout d'un certain temps variable suivant la dureté et la constitution de l'ivoire, une partie de l'émail s'affaiblit et s'effondre très vite, surtout quand la tare atteint les faces triturantes des molaires. La carie du 2e degré est ainsi constituée avec, comme symptômes, des cavités visibles à l'œil nu, cavités à l'aspect noirâtre contenant les microbes de l'ivoire ramolli, et des détritus d'aliments. Le praticien enlève à l'aide d'instruments ces parties ramollies et les cavités présentent parfois de grandes profondeurs et de grandes étendues, elles sont plus ou moins douloureuses suivant la nervosité du patient et suivant leur position sur les dents. Plus elles sont en regard de la pulpe plus elles sont sensibles. Le froid provoque aussi des douleurs assez vives et caractéristiques, ce qui signale l'existence d'une carie lorsqu'elle ne peut être vue par le patient.

La douleur peut encore être déterminée par l'humidité, la chaleur et les acides.

Si on néglige cette carie, elle devient de plus en plus pénétrante. La pulpe de la dent, quoique encore vivante est alors atteinte; la plus petite pression dans la cavité de la dent malade occasionne un afflux sanguin dans ses vaisseaux incapables de se dilater par suite de la résistance qu'opposent les parois de la cavité de la pulpe, les nerfs sont alors comprimés et une douleur d'abord lancinante se produit, puis la pulpe s'enflamme davantage encore; elle saigne au moindre contact et provoque des souffrances de plus en plus vives, presque intolérables, des battements dus aux pulsations artérielles dans la dent malade, une irradiation de la douleur aux machoires, dans la tête, une salivation et un larmoiement abondants. Cet état diagnostique la carie du **3e degré.** C'est dans cet état de douleur folle que bien souvent le patient dans l'excès de sa souffrance, vient trouver le Chirurgien Dentiste en le priant de lui extraire la dent, siège de son mal, alors qu'elle aurait pu être traitée facilement quelque temps auparavant.

Même dans ce pitoyable état, la dent ne doit pas être nécessairement extraite. Elle présente souvent une cavité qui peut être encore avantageusement traitée si le patient peut disposer de quelques séances. La douleur, si vive soit-elle, pourra aussitôt être calmée par le praticien qui, ensuite, continuera le traitement de la dent et l'obturera. Donc, dans la mesure du possible la pratique de l'extraction doit être repoussée.

Il faut songer que chaque dent extraite produit un vide notable. Cette opération souvent répétée détermine une gêne dans la mastication et peut causer aux digestions un préjudice sérieux. En outre, l'extraction d'une dent compromet la solidité des voisines, et amène le déchaussement de celle qui articulait précédemment avec elle.

Souvent il arrive que le malade, en proie à de vives douleurs, combat lui-même cette souffrance à l'aide d'ingrédients divers. C'est là encore un très mauvais procédé. Il calme parfois son mal, mais n'empêche pas les ravages de la carie qui conduit la dent à sa perte.

Peu à peu le patient ne souffre plus ou seulement à de rares intervalles; la douleur passe alors inaperçue, mais la carie n'en continue pas moins son œuvre dévastatrice, la pulpe devient presque indolore, même insensible ; mais elle se nécrose partiellement d'abord, puis totalement C'est la 4e phase de la carie ou carie du **4e degré.** Elle est constituée par une sorte de mortification de la pulpe avec apparition de grangrène. L'un des signes les plus caractéristiques de l'état avancé de la carie est celui-ci : la dent prend une coloration bleuâtre ou grisâtre et constitue ce qu'on appelle la dent morte. La pulpe, alors insensible, dégage, selon le degré d'infection, une odeur plus ou moins fétide dont le malade est souvent lui-même incommodé; l'ivoire de la dent est presque entièrement ramolli et l'émail en est plus ou moins brisé et ébréché Les cavités ainsi formées sont de dimensions variables, tantôt très spacieuses, tantôt étroites et profondes, quelquefois même, la perte presque totale de la couronne est engendrée par le ramollissement complet de la dentine.

La mauvaise odeur dégagée varie avec la nature des causes de l'infection. Ce sont, ou des débris pulpaires ou des détritus d'alimentation ou les deux choses à la fois. Dans le dernier cas, l'odeur est particulièrement nauséabonde. Je n'étendrai pas plus longuement cet exposé succinct des quatre phases de la carie dentaire, je répéterai seulement qu'une dent atteinte, à quelque degré que ce soit, peut être traitée, *obturée et, dans ces conditions, rendra encore de grands services.*

Je n'en tiendrai pas moins à parler des accidents que peuvent occasionner les dents complètement négligées, c'est-à-dire les dents atteintes au 4e degré. Une des premières complications est l'arthrite alvéolo dentaire : c'est l'inflammation du ligament qui unit la dent à l'os maxillaire. Elle est ujourd'hui couramment appelée **périostite**. Cette arthrite ɪeut être plus ou moins aigüe, voir même suppurante. Elle .st due, dans la généralité des cas, à l'infection de la pulpe, nfection qui se transmet à l'articulation de la dent. Cette .rticulation s'enflamme, la dent paraît alors plus longue que es voisines ; elle produit au malade l'impression qu'il mord ur du liège ou du caoutchouc ; la gencive est souvent nflammée et rouge dans les parties avoisinantes, et, suivant e degré d'inflammation, il peut y avoir suppuration. Cette uppuration s'écoule ordinairement par le collet de la dent usqu'à la cavité. Suivant les différentes phases, la douleur est plus ou moins forte. Quelquefois, la seule pression de la angue ou des dents antagonistes produit des douleurs très vives ; le malade peut avoir de la fièvre.

A l'arthrite alvéolaire succède parfois la fluxion dentaire qui est un gonflement des parties molles avoisinant la dent malade. Elle peut être localisée autour de la dent comme elle peut envahir une partie de la face ou du cou et produire ce qu'on appelle un phlegmon. D'autres complications surviennent encore après les abcès; elles sont nombreuses. Je me bornerai à en citer une : l'ouverture des abcès donne souvent lieu à des fistules et à des kystes radiculaires; ces ouvertures siègent à la face ou à la base du maxillaire inférieur, elles sont parfois très disgracieuses et compromettent désagréablement le visage par les cicatrices qu'elles laissent à l'endroit où s'écoule la fistule.

Je viens de traiter, dans ce court exposé, de l'apparition de la carie, des divers degrés d'infection qui en résultent et des conséquences qu'elle peut produire. Il ressort de cette étude qu'il faut absolument, et par tous les moyens, parer à l'évolution de la carie, l'enrayer dans sa marche plus ou moins rapide. Ceci me conduit à parler du traitement des dents dont l'utilité est indiscutable si l'on veut arriver à un bon résultat, ce qui a d'ailleurs une double importance pour l'opéré et l'opérateur, car cette intervention au début de la maladie est rapide et indolore, exige seulement une ou deux séances au plus, assure une très grande solidité à l'obturation et à la dent, car les tissus sont encore peu envahis par la carie. En outre, plus une obturation est petite moins elle est visible.

J'insiste donc sur ce point essentiel : si l'on veut avoir des dents saines et durables, il faut intervenir immédiatement dès l'apparition de la tache de carie. En ce cas, il ne faut pas être son propre diagnostiqueur, car ces taches échappent parfois même à la vue des personnes expertes. Il existe souvent dans les dents très serrées des caries intersticielles que seule une personne de l'art peut découvrir.

J'ai considéré dans ces lignes une bouche saine où l'on pare à la carie dès son début, mais il va sans dire qu'en parlant du traitement et de l'obturation, j'envisage toutes les dents atteintes à quelque degré que ce soit.

Beaucoup de personnes reculent devant le traitement de la bouche, mais cette crainte doit être dissipée, dans les cas douloureux la souffrance pouvant être atténuée par l'emploi de nouveaux procédés d'anesthésie qui rendent la dent insensible.

Dans ce chapitre, où j'ai parlé successivement de la carie et de son traitement, j'ai tenu à exposer le plus clairement possible le rôle réel du Chirurgien Dentiste. Nous arrivons maintenant à l'obturation des dents. Obturer une dent c'est, afin d'en assurer une restauration durable, remplir avec un produit approprié sa cavité préalablement nettoyée, indemne de toute carie et antiseptisée.

Il y a plusieurs sortes d'obturations. Les plus employées, surtout pour les dents antérieures, sont les ciments dont certains ont la transparence de l'émail. Pour les molaires ou toute autre cavité peu visible, on emploie ce qu'on appelle des amalgames constitués par des alliages métalliques formant des obturations de longue durée. Pour les dents antérieures, on emploie parfois des blocs d'émail identiques comme teinte à la dent à reconstituer et rendant le travail tout à fait invisible. Parmi les matières employées l'or peut être considéré comme la plus résistante, pouvant être utilisée indifféremment pour toutes les cavités.

On se trouve parfois en présence de dents dont la couronne envahie par la carie est très friable ; quelquefois même une partie de la couronne a complètement disparu. Dans ce cas, évidemment, les chances d'obturation ne donnent pas grand espoir de durée. Il existe un procédé pour conserver les dents et les rendre aptes à la mastication : c'est de les recouvrir de coiffes en alliage dentaire ou en or appelées couronnes, lesquelles ont absolument la forme primitive de la dent. Elles sont placées par dessus la dent restante et destinées à s'articuler avec les dents antagonistes ; puis elles sont fixées à l'aide d'un ciment qui les rend adhérentes.

Elles constituent ainsi une sauvegarde pour les dents les plus atteintes que l'on jugeait perdues et leur assurent une longue durée. Ces coiffes sont en général exécutées pour les dents postérieures (prémolaires et molaires), plus rarement pour les dents antérieures. Dans ce cas, afin de les rendre le moins visible possible, la face externe en est fenêtrée de façon à laisser paraître l'émail de la dent.

Je viens de donner quelques conseils concernant le traitement et l'obturation des dents. En résumé il est essentiel, si mes lecteurs tiennent à éviter tous les désagréments, toutes les douleurs d'une dentition négligée, qu'ils aient recours aux soins consciencieux qui seuls peuvent éviter les désastres que produisent les ravages de la carie.

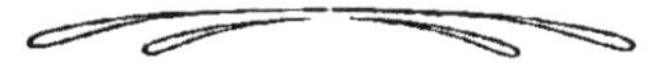

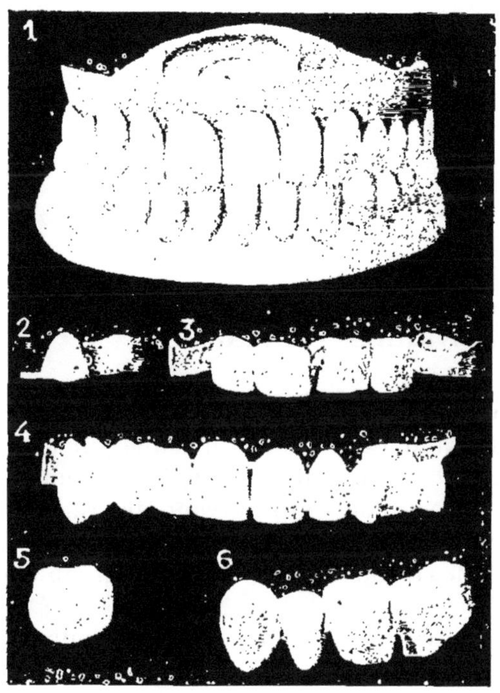

1. — Dentier complet en caoutchouc sans ressort.
2. — Bridge (pièce à pont), 1 dent, 1 couronne.
3. — Bridge (pièce à pont), mâchoire supérieure, 3 dents, 2 couronnes.
4. — Bridge complet de la mâchoire supérieure fixé par 2 couronnes.
5. — Couronne or pour molaire.
6. — Bridge pour molaires, 2 molaires, 2 couronnes.

Ces diverses pièces artistiques ont été exécutées dans mon laboratoire

A part ces soins, il est nécessaire de pratiquer un autre traitement, lequel s'applique surtout aux enfants; c'est celui de la correction et du redressement des dents ou anomalies dentaires.

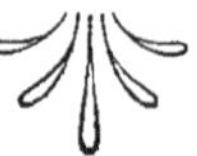

Anomalies dentaires

Il est reconnu qu'une dentition de bonne constitution et bien soignée est un grand point pour un jeune sujet, mais, pour que la bouche soit parfaite, il faut que les parents surveillent l'évolution de ces dents qui doivent être régulières, de telle sorte que par leur position sur les mâchoires et par leur engrainement, elles forment une parabole agréable à la vue.

Il n'en est pas toujours ainsi et l'on voit beaucoup d'enfants avoir la dentition tellement irrégulière qu'ils en ont la bouche toute déformée et sont souvent gênés dans la prononciation.

Ces anomalies ont des causes diverses et se présentent sous différentes formes. La plus fréquente est due à une mauvaise direction des dents.

Cette irrégularité peut être facilement corrigée : il faut, pour cela, forcer les dents à reprendre leur place ; on y parvient facilement chez les enfants à partir de 14 à 16 ans, comme aussi chez les personnes plus âgées, — mais, pour les y ramener et leur donner une articulation normale il est nécessaire de composer des appareils spéciaux dont l'action opèrera le déplacement nécessaire et rétablira l'articulation d'une façon parfaite.

Les nouvelles combinaisons de ces appareils modernes permettent de les fixer sans gêne pour la personne qui les porte. Suivant les cas, ils seront adaptés dans la bouche pendant un temps plus ou moins long, jusqu'à ce que le résultat cherché soit obtenu, et même plusieurs mois après, afin que les dents soient bien assujetties. Si l'appareil était retiré trop tôt elles pourraient reprendre de mauvaises directions

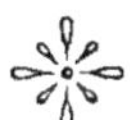

Différents procédés d'exécution des appareils dentaires

Je tiendrais à entretenir encore mes lecteurs d'une autre partie très intéressante concernant l'art dentaire. Je veux parler des dents artificielles.

Les dents artificielles sont des blocs d'émail imitant d'une façon rigoureuse et parfaite les dents naturelles.

Leur rôle est de rendre aux mâchoires dépourvues une mastication parfaite et une esthétique plus agréable à l'œil; car rien n'est plus désagréable que d'avoir une bouche dénudée et de ne pouvoir par cela même s'alimenter d'une façon saine.

Les dents artificielles peuvent être employées différemment, soit qu'elles soient montées sur des plaques en caoutchouc ou vulcanite, ou sur des plaques métalliques : or, platine ou aluminium.

Le caoutchouc est le plus couramment employé dans la confection des appareils à plaque. Il a l'avantage d'être léger, d'épouser avec précision la forme des muqueuses auxquelles il doit adhérer, et peut être appliqué dans presque tous les cas.

En ce qui concerne les appareils métalliques, je parlerai seulement des plaques en or très employées aujourd'hui. Elles peuvent être considérées comme les plus hygiéniques, les plus pratiques et les plus solides, surtout lorsqu'il s'agit d'appareils partiels, c'est-à-dire ne soutenant que quelques dents. Elles ont en outre le grand avantage d'être très minces et de reproduire tous les reliefs et les papilles du palais, ce qui donne l'illusion du naturel Ces pièces sont d'un coup d'œil agréable et, dans bien des cas d'exécution, sont de véritables travaux d'art. Elles conviennent surtout aux personnes ayant des muqueuses facilement inflammables et à celles dont l'haleine est fétide D'un autre côté l'entretien en est très facile. Au point de vue de la solidité, les dents artificielles sont soudées à la plaque, ce qui leur assure une grande garantie de durée. Il est bien entendu que ces considérations envisagent aussi bien les appareils en platine

Après ce court exposé sur les appareils à plaques, je tiens à renseigner mes lecteurs sur la prothèse des dents artificielles sans plaque, procédé de restauration dentaire le plus récent. Il réunit par ses avantages la plus parfaite imitation des dents naturelles. Ces petits appareils ne peuvent être exécutés qu'en or ou autre métal approprié, et dans la majorité des cas sont inamovibles. L'armature en est entièrement massive afin d'assurer une solidité à toute épreuve malgré leur volume réduit. Ces pièces sont désignées en terme technique sous le nom de **bridge** ou **pièce à pont**. L'exécution n'en est praticable que chez les personnes à qui il reste encore des dents destinées à maintenir le bridge. S'il s'agit même de dents cariées celles-ci sont naturellement traitées minutieusement afin de donner toutes garanties de durée

Donc, le principe des pièces à pont est de placer dans les intervalles produits par les dents manquantes des dents artificielles soudées à des couronnes d'or, lesquelles recouvrent les dents destinées à soutenir l'appareil. Ces bridges peuvent être adaptés de cette façon indifféremment à la machoire supérieure ou à la machoire inférieure, qu'il s'agisse de dents antérieures ou de dents postérieures ainsi que d'une ou plusieurs dents ; dans tous les cas on peut arriver à sceller ces appareils à l'aide du ciment qui leur assure une rétention parfaite. Parfois la disposition des dents restantes permet de placer l'appareil amovible.

Comme il est facile de s'en rendre compte, les bridges, outre leurs avantages, pourront satisfaire les personnes qui redoutent de ne pouvoir s'habituer à un appareil à plaque, car le patient supportera ces pièces dès la mise en place, vu qu'elles ne produisent aucune gêne, tant au point de vue de la mastication que de la phonation, de l'esthétique et de l'hygiène.

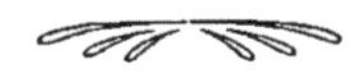

Hygiène buccale

Il manquerait aux renseignements concernant les soins à donner aux dents quelques lignes consacrées spécialement à l'hygiène buccale qui doit être l'associée quotidienne du traitement des dents. L'hygiène buccale vise exclusivement les organes contenus dans la bouche et indique par conséquent les moyens d'en prévenir toutes les maladies ou déchéances prématurées. Il est donc indispensable d'exercer sur les dents une action constante, régulière et quotidienne pour combattre et écarter toutes les inflammations nouvelles qui se produisent certainement à un moment donné. La plus à craindre est la carie due souvent à l'acidité de la salive en présence des détritus alimentaires qui séjournent dans les interstices dentaires. Dans certains cas, cette acidité s'accentue par suite de troubles intestinaux ou de maladies nécessitant des séjours prolongés au lit.

D'autres salives sont très alcalines et contiennent des phosphates et des carbonates calcaires qui produisent le tartre contre lequel il faut également lutter. Quand il est formé, on le fait disparaître par des ablations régulières une ou deux fois par an. Le tartre se déposant continuellement sur les dents et les raisons d'infection du milieu buccal étant incessantes, on conçoit aisément que les précautions hygiéniques combattant la production de ces diverses causes doivent se pratiquer d'une façon constante, même lorsque les organes et les tissus sont dans un état sain. En faisant de l'hygiène buccale on fait également de l'hygiène générale. Même chez les personnes bien portantes, on trouve dans la bouche des microbes qui n'ont point leur action dans ce milieu mais qui, malgré cela, peuvent passer dans d'autres organes, (voie respiratoire, tube digestif), s'y développent et peuvent produire des maladies infectieuses. Il est donc important et indispensable de détruire ces germes que l'on peut facilement combattre. La première des mesures à prendre sera celle de l'ablation du tartre. La brosse ne suffira en aucun cas pour cette opération qui devra être faite par le praticien. Celui-ci, par un grattage minutieux, fera disparaître toutes les particules de tartre adhérent aux dents Il appartiendra alors à la personne elle-même de continuer l'hygiène buccale qui comporte deux points principaux : le nettoyage des dents et la désinfection de la bouche.

Pour pratiquer le nettoyage des dents, il faut employer une brosse dont les soies aient suffisamment de résistance pour enlever les dépôts calcaires ou autres formés sur les dents. Il faut donc absolument bannir les brosses douces, caoutchouc ou autres. On adjoindra à la brosse l'emploi d'une poudre, d'une pâte, d'un savon (Bénédictine de l'Abbaye de Soulac) dont les composants doivent avoir des propriétés astringeantes alcalines et antiseptiques.

On adjoindra à ce brossage le nettoyage des interstices dentaires à l'aide de fils de soie ou de cure-dents de bois que l'on passe entre chaque dent.

Le nettoyage des dents constitue le premier acte de la désinfection buccale. Mais il est nécessaire d'y associer le lavage de la bouche qui doit se pratiquer à l'aide de solutions antiseptiques telles que les eaux dentifrices, les solutions phéniquées thymiquées, boriquées et autres spécialités antiseptiques que l'on trouve toutes préparées dans le commerce.

En adjoignant le lavage au brossage, les dents sont débarrassées du mucus qui les recouvre et des débris alimentaires qui peuvent se trouver dans les interstices, ce qui rend possible l'action des liquides antiseptiques que l'on emploie pour la désinfection.

Ces pratiques, associées aux soins du Chirurgien-Dentiste, constituent donc les soins journaliers que tous devraient prendre d'une façon stricte, car il est facile, comme on le voit, d'en comprendre l'importance ; mais il faut se rappeler que cela ne suffit pas pour mettre les dents complètement à l'abri, car on ne peut pas modifier la texture de la dent ni réaliser l'antiseptie d'une façon idéale. Il importe pour assurer une sécurité plus grande encore de se faire examiner la bouche une ou deux fois par an.

J'aurais pu m'étendre davantage sur la description de la dentition permanente et développer d'une façon plus approfondie tous ces éléments, mais j'ai tenu surtout à laisser à ce petit recueil le plus possible de concision, afin de permettre à tous mes lecteurs de comprendre aisément les conseils que j'ai donnés, me mettant à leur disposition pour tout autre renseignement ou consultation.

Tableau d'évolution de la première dentition

NOMBRE	DÉSIGNATION DES DENTS	AGE D'ÉVOLUTION	PÉRIODE DE REPOS
4	Incisives centrales sup. et inf.	6-9 mois	2 à 3 mois
4	Incisives latérales	9-12 mois	5 mois
4	Premières molaires	9-12 mois	5 mois
4	Canines	18 mois	6 mois
4	Secondes molaires	23-24 m.	3 à 5 ans

Tableau d'évolution de la deuxième dentition

NOMBRE	DÉSIGNATION DES DENTS	AGE D'ÉVOLUTION
4	Molaires de 6 ans, supér., et infér. .	5 à 6 ans
2	Incisives centrales inférieures.......	6 à 8 ans
2	Incisives centrales supérieures......	7 à 8 ans
4	Incisives latérales	7 à 9 ans
4	Premières prémolaires inf. et sup....	9 à 10 ans
4	Deuxièmes prémolaires inf. et sup...	10 à 12 ans
4	Canines supérieures et inférieures...	11 à 12 ans
4	Deuxièmes grosses molaires	12 à 13 ans
4	Troisièmes grosses molaires	18 à 30 ans

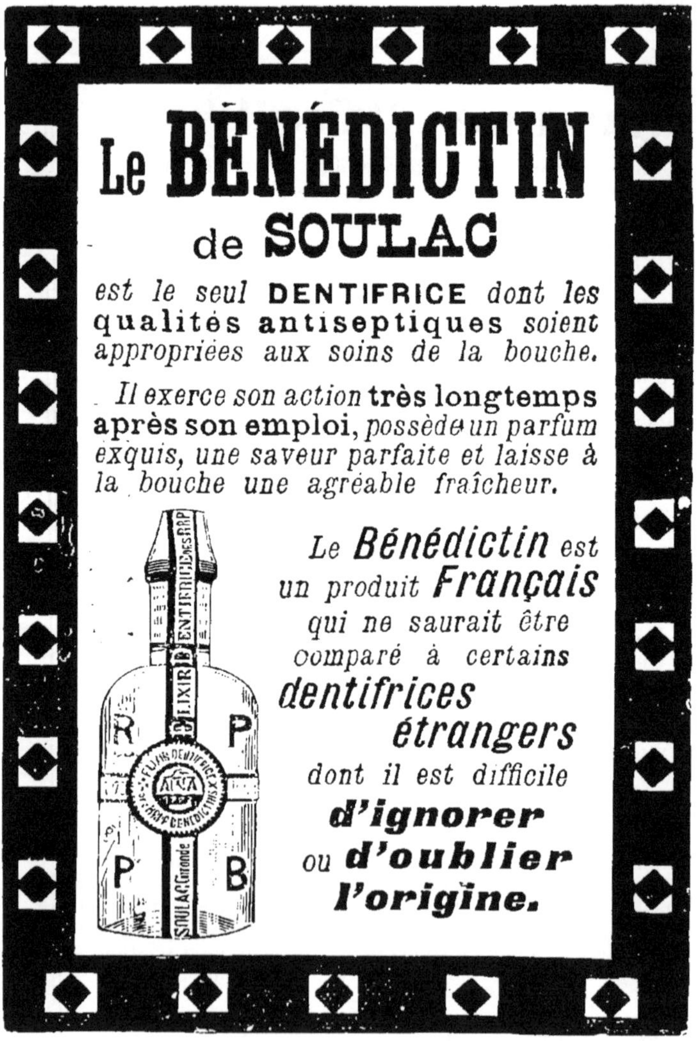
Le BÉNÉDICTIN
de SOULAC
est le seul DENTIFRICE dont les qualités antiseptiques soient appropriées aux soins de la bouche.
Il exerce son action très longtemps après son emploi, possède un parfum exquis, une saveur parfaite et laisse à la bouche une agréable fraîcheur.
Le Bénédictin est un produit Français qui ne saurait être comparé à certains dentifrices étrangers dont il est difficile d'ignorer ou d'oublier l'origine.
ELIXIR DENTIFRICE
R P
P B
SOULAC Gironde

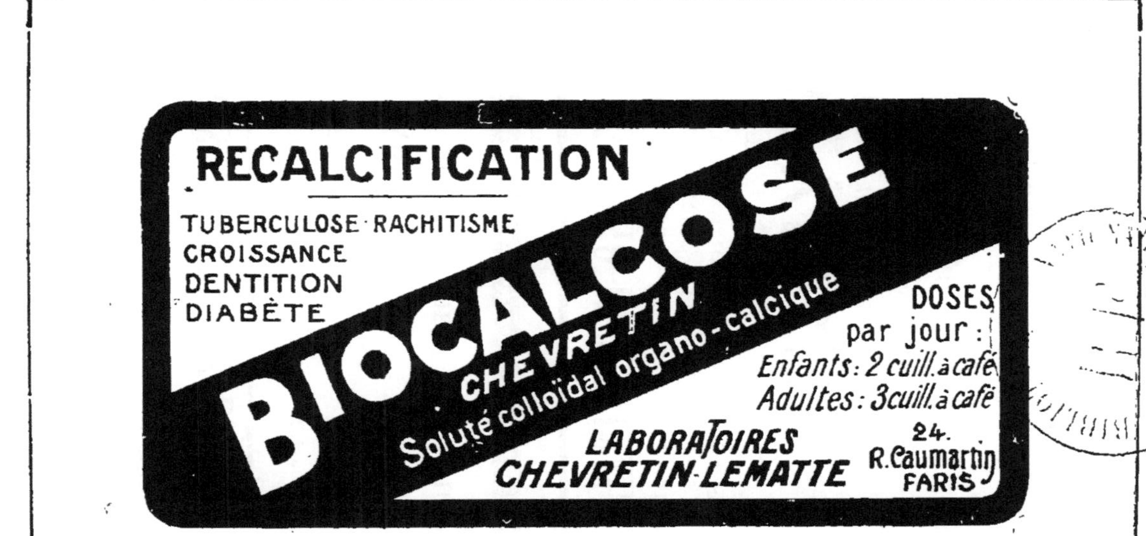
RECALCIFICATION
TUBERCULOSE · RACHITISME
CROISSANCE
DENTITION
DIABÈTE
BIOCALCOSE
CHEVRETIN
Soluté colloïdal organo-calcique
DOSES
par jour :
Enfants : 2 cuill. à café
Adultes : 3 cuill. à café
LABORATOIRES
CHEVRETIN-LEMATTE
24. R. Caumartin
FARIS

Hygiène de la Bouche

Par ses propriétés ***antiseptiques*** *et* ***détersives****, qui lui ont valu son admission dans les Hôpitaux de Paris, le*

COALTAR SAPONINÉ LE BEUF

entre autres usages, constitue un ***dentifrice*** *de 1re valeur.*

DANS LES PHARMACIES

SE MÉFIER DES IMITATIONS

AFFECTIONS GASTRO-INTESTINALES

Entérite muco-membraneuse — Entérites diverses
Diarrhées infectieuses — Constipations
Dermatoses - Acné - Furonculose - Urticaire - Eczéma

LACTOZYMASE - B

COMPRIMÉS DE FERMENT LACTIQUE B

DOSE : 4 COMPRIMÉS PAR JOUR

Laboratoires CHEVRETIN-LEMATTE, 24, R. Caumartin, PARIS

MODE D'EMPLOI. — 4 fois par jour, entre les repas, étendre, sur les parties malades, un comprimé de **LACTOZYMASE B**, ramolli par la salive.

La boîte de 30 comprimés **3** fr. **50** *franco*

76

www.ingramcontent.com/pod-product-compliance
Ingram Content Group UK Ltd.
Pitfield, Milton Keynes, MK11 3LW, UK
UKHW012310240726
13966UKWH00005B/1785

9 782011 316158